中国药师协会患者教育委员会组织编写

高脂血症
患者用药手账

主　审　张耀华（中国药师协会）

李大魁（中国药师协会，北京协和医院）

总主编　朱　珠（北京协和医院）

张晓乐（北京大学第三医院）

主　编　彭海莹（南部战区总医院）

董凤英（南部战区总医院）

插　图　夏宇轩（浙江省人民医院）

王　琳（青岛大学附属医院）

人民卫生出版社

图书在版编目（CIP）数据

患者用药手账．高脂血症/彭海莹，董凤英主编
．—北京：人民卫生出版社，2020
ISBN 978-7-117-29812-4

Ⅰ.①患… Ⅱ.①彭… ②董… Ⅲ.①高血脂病－用
药法 Ⅳ.①R452②R589.205

中国版本图书馆 CIP 数据核字（2020）第 029856 号

| 人卫智网 | www.ipmph.com | 医学教育、学术、考试、健康，购书智慧智能综合服务平台 |
| 人卫官网 | www.pmph.com | 人卫官方资讯发布平台 |

患者用药手账—高脂血症

主　　编：彭海莹　董凤英
出版发行：人民卫生出版社（中继线 010-59780011）
地　　址：北京市朝阳区潘家园南里 19 号
邮　　编：100021
E - mail：pmph @ pmph.com
购书热线：010-59787592　010-59787584　010-65264830
印　　刷：北京顶佳世纪印刷有限公司
经　　销：新华书店
开　　本：710×1000　1/16　　印张：5
字　　数：101 千字
版　　次：2020 年 4 月第 1 版　2020 年 4 月第 1 版第 1 次印刷
标准书号：ISBN 978-7-117-29812-4
定　　价：26.00 元
打击盗版举报电话：010-59787491　E-mail：WQ @ pmph.com
质量问题联系电话：010-59787234　E-mail：zhiliang @ pmph.com

填写意义与填写指导

填写意义：

- 贯彻落实《中国防治慢性病中长期规划 (2017—2025 年)》和《"健康中国 2030" 规划纲要》文件精神，促进慢性病患者安全合理用药，提高慢性病患者规范管理率，减少用药风险与隐患。

- 为了保障医疗安全和用药安全，患者需要清楚了解所服用药品的名称、规格、用法用量，关注药物治疗期间的各种反应及医疗相关指标的变化。

- 遵从医嘱，按时按量用药，对于患者至关重要。清晰的患者用药目录、用法用量以及用药后反应记录，能够帮助医师了解患者的治疗进度和病情变化，也便于药师为患者梳理用药情况，讲解用药注意事项。

填写指导：

- 本手账应由您 (患者本人) 或您的家属填写；当您不清楚如何填写时，请咨询医师或药师。

- 用药前，请您认真阅读医师或药师给予的用药指导或特殊提示，并整理记录于本手账中。

- 建议您将处方粘贴于本手账后的"贴处方处"，以备查。

- 在用药过程中，请您随时记录用药后的各种反应及用药相关问题，以便下次就诊时向医师或药师咨询。

- 请您妥善保管本手账，并在就诊、咨询或购药时携带和出示。

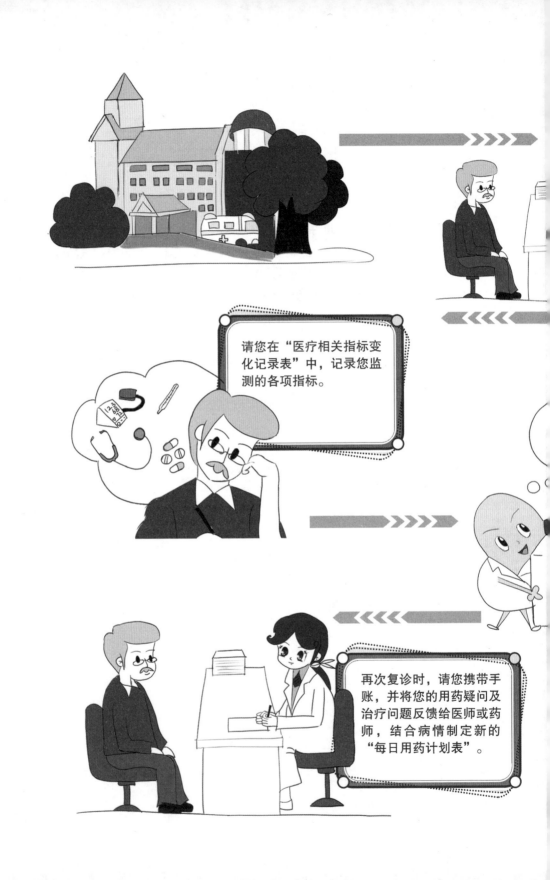

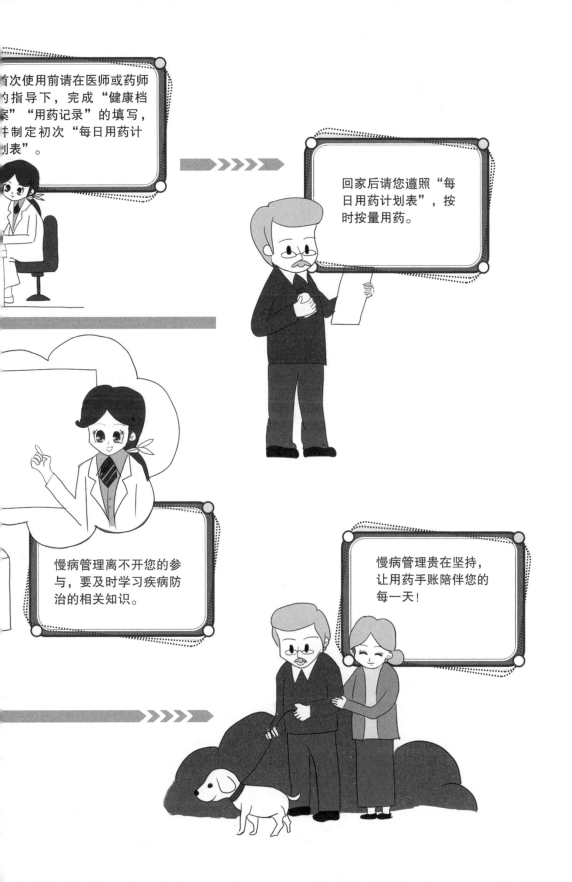

健康档案

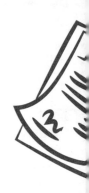

患者基本信息

姓名：_____ 性别：_____ 出生日期：_____

病历号：_____ 医疗付费方式：_____ 医疗保险号：_____

个人职业：_____ 教育程度：_____

家庭住址：_____

电子邮箱：_____

联系电话：单位_____ 家庭_____ 手机_____

患者诊疗相关信息

血型：□A □B □AB □O / Rh：□阳性 □阴性

身高：_____cm 体重：_____kg 腰围：_____cm

体重指数（BMI）：_____kg/m^2 总胆固醇（TC）_____mmol/L

低密度脂蛋白 - 胆固醇（LDL-C）_____mmol/L

甘油三酯（TG）_____mmol/L

高密度脂蛋白 - 胆固醇（HDL-C）_____mmol/L

肌酸激酶（CK）_____mmol/L

谷丙转氨酶（GPT）_____mmol/L

注：为了及时发现和检出血脂异常，建议 40 岁以上男性和绝经期后女性应每年均进行血脂检查。

既往病史(□有　□无)：

- 心　脏 _____
- 肝　脏 _____
- 肾　脏 _____
- 消化道 _____
- 呼吸道 _____
- 过敏性 _____
- 其　他 _____

既往用药史(□有　□无)：

- _____
- _____
- _____
- _____
- _____
- _____
- _____

过敏史(□有　□无)：

- 药　物 _____
- 食　物 _____
- 其　他 _____

药物不良反应史(□有　□无)：

- _____
- _____
- _____

不良嗜好(□有　□无)：

- 吸烟史 _____
- 饮酒史 _____
- 其　他 _____

家族病史(□有　□无)：

- _____
- _____
- _____

临床诊断：

_____

_____

_____

注：当您不清楚如何填写时，请咨询医师或药师协助填写。

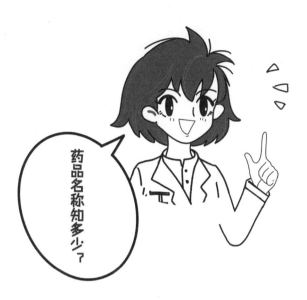

药品名称知多少？

药品，属于物质范畴，和人一样均有名称。在我国，药品名称有多种，常见如下。

- 通用名：是国家药典委员会按照一定原则制定的药品名称，是药品的法定名称，其特点是通用性。每种药品只能有一个通用名，如填写示例中的"阿托伐他汀钙"。在药品包装上，通用名常显著标示，单字面积大于商品名的 2 倍，字体颜色使用黑色或白色。
- 商品名：指一家企业生产的区别于其他企业同一产品、经过注册的法定标志名称，其特点是专有性。商品名体现了药品生产企业的形象及其对商品名称的专属权，使用商品名须经国家主管部门批准，如填写示例中的"立普妥"。药品包装上的商品名一般与通用名分行书写，其单字面积小于通用名的 1/2。

我国药品一药多名现象严重，同一通用名的药品常有多个商品名，在用药安全上存在隐患。服用多种药品前，请务必看清药品的通用名是否相同，以避免重复用药、过量用药甚至引发中毒。

用药目录

起始日期	结束日期

填写示例

2020.1.1	2020.3.30

药品通用名及剂型	药品商品名	药品规格	生产厂家	用药原因
阿托伐他汀钙片	立普妥	20mg	辉瑞公司	高血脂

注:当您不清楚如何填写时,请咨询医师或药师协助填写。

用药目录

起始日期	结束日期	药品通用名及剂型	药品商品名	药品规格

填写示例

2020.1.1	2020.3.30	阿托伐他汀钙片	立普妥	20mg

注:当您不清楚如何填写时,请咨询医师或药师协助填写。

生产厂家	用药原因
辉瑞公司	高血脂

血脂异常的主要危害是加重动脉粥样硬化性心血管疾病(简称动脉粥样硬化,ASCVD),甘油三酯异常增高也会增加胰腺炎的发病风险。

《中国成人血脂异常防治指南》(2016年修订版)指出应根据 ASCVD 的不同危险程度,确定调脂治疗需要达到的固醇基本目标值。凡临床上诊断为ASCVD(包括急性冠状动脉综合征、稳定性冠心病、血运重建术后、缺血性心肌病、缺血性卒中、短暂性脑缺血发作、外周动脉粥样硬化病等)的患者均属于极高危人群。符合如下条件之一者,直接列为高危人群:①LDL-C≥4.9mmol/L(190mg/dl)。②1.8mmol/L(70mg/dl)≤LDL-C<4.9mmol/L(190mg/dl)且年龄在40岁及以上的糖尿病患者。不具有以上情况的个体,在考虑是否需要调脂治疗时,应请医师参照图1的流程进行未来几年间 ASCVD 总体发病风险的评估。

图1 动脉粥样硬化性心血管疾病发病风险分层

危险因素个数 *		血清胆固醇水平分层(mmol/L)		
		3.1≤TC<4.1 或 1.8≤LDL-C<2.6	4.1≤TC<5.2 或 2.6≤LDL-C<3.4	5.2≤TC<7.2 或 3.4≤LDL-C<4.9
无高血压	0~1 个	低危(<5%)	低危(<5%)	低危(<5%)
	2 个	低危(<5%)	低危(<5%)	中危(5%~9%)
	3 个	低危(<5%)	中危(5%~9%)	中危(5%~9%)
有高血压	0 个	低危(<5%)	低危(<5%)	低危(<5%)
	1 个	低危(<5%)	中危(5%~9%)	中危(5%~9%)
	2 个	中危(5%~9%)	高危(≥10%)	高危(≥10%)
	3 个	高危(≥10%)	高危(≥10%)	高危(≥10%)

ASCVD10 年发病危险为中危且年龄小于55岁者,
↓ 评估余生危险

具有以下任意 2 项及以上危险因素者,定义为高危:
◎ 收缩压≥160mmHg 或舒张压≥100mmHg
◎ 非-HDL-C≥5.2mmol/L(200mg/dl)
◎ HDL-C<1.0mmol/L(40mg/dl)
◎ BMI≥28kg/m²
◎ 吸烟

注: * 包括吸烟、低 HDL-C 及男性≥45岁或女性≥55岁。

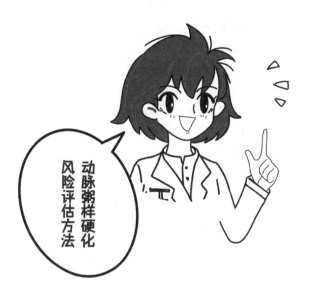

动脉粥样硬化
风险评估方法

药品名称	餐
例:阿托伐他汀钙片	

腰围测量方法:保持直立,两脚分开 30~40cm,用一根没有弹性、最小刻度为 1mm 的软尺放在右侧腋中线髂骨上缘与第十二肋骨下缘连线的中点(通常是腰部的天然最窄部位),沿水平方向围绕腹部一周,紧贴而不压迫皮肤,在正常呼气末测量腰围的长度,读数准确至 1mm。

体重指数(BMI)计算方法:BMI= 体重(kg)/ 身高的平方(单位 m^2),中国成人体重指数和腰围界限值与相关疾病风险的关系如下表所示:

分类	体重指数 / (kg/m^2)	腰围 /cm		
		男 <85 女 <80	男85~95 女80~90	男 ≥ 95 女 ≥ 90
体重过低	<18.5	—	—	—
体重正常	18.5~23.9	—	增加	高
超重	24.0~27.9	增加	高	极高
肥胖	≥28.0	高	极高	极高

每日用药计划表

晨		中午			晚上			睡前	备注
中	餐后	餐前	餐中	餐后	餐前	餐中	餐后		
							20mg		

注:请在每一个用药时间记录用药剂量;若该时间不需服药,保持空白即可。

___年___月~___年___月　　　　　　　　　　　**每日用药计划表**

药品名称	早晨			中午			晚	
	餐前	餐中	餐后	餐前	餐中	餐后	餐前	餐
例:阿托伐他汀钙片								

注:请在每一个用药时间记录用药剂量;若该时间不需服药,保持空白即可。

	后	睡前	备注
	ng		

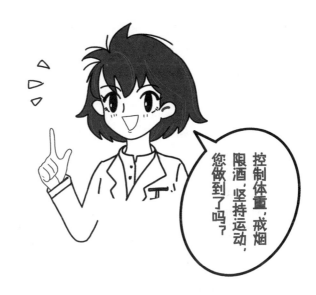

控制体重，戒烟限酒，坚持运动，您做到了吗？

　　血脂异常与饮食和生活方式有密切关系，饮食治疗和改善生活方式是血脂异常治疗的基础措施。无论是否选择药物调脂治疗，都必须坚持控制饮食和改善生活方式。

　　在满足每日必需营养和总能量需要的基础上，建议每日摄入胆固醇少于 300mg，尤其是动脉粥样硬化等高危者，摄入脂肪不应超过总能量的 20%~30%。一般人群摄入饱和脂肪酸应小于总能量的 10%；而高胆固醇血症者饱和脂肪酸摄入量应小于总能量的 7%，反式脂肪酸摄入量应小于总能量的 1%。高甘油三酯血症患者更应尽可能减少每日摄入脂肪总量，每日烹调油应少于 30g。脂肪摄入应优先选择富含 *n-3* 多不饱和脂肪酸的食物（如深海鱼、鱼油、植物油等）。在高血脂的治疗中，改变不健康的生活方式和规律服用降脂药，二者缺一不可。

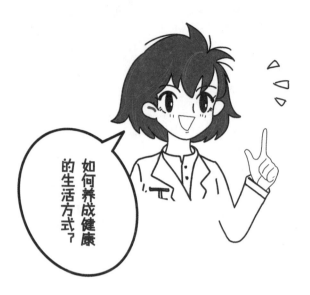

如何养成健康的生活方式？

- **合理膳食**　建议每日摄入碳水化合物占总能量的50%~65%。碳水化合物摄入以谷类、薯类和全谷物为主，其中添加糖摄入不应超过总能量的10%（对于肥胖和高甘油三酯血症患者，要求比例更低）。

推荐食物清单　①富含钾、钙、维生素和微量元素的食物：新鲜蔬菜、水果、土豆、蘑菇等；②食用植物油；③富含膳食纤维的食物：薯类、粗粮、杂粮等；④富含优质蛋白、低脂肪、低胆固醇的食物：无脂奶粉、鸡蛋清、鱼类、去皮禽肉、瘦肉、豆制品等。

不用或少用食物清单　①高钠食物：咸菜、榨菜、咸鱼、咸肉、腌制食品、烟熏食品、火腿、含钠高的调味料或酱料等；②高脂肪、高胆固醇食物：动物内脏、肥肉、禽皮、蛋黄、鱼子、油炸食品等；③高反式脂肪酸食物：人造奶油、富含氢化油、起酥油的糕点和方便食品等；④糖类、辛辣刺激的调味品、浓咖啡、浓茶等。

药品名称	餐
例：阿托伐他汀钙片	

每日用药计划表

晨		中午			晚上			睡前	备注
中	餐后	餐前	餐中	餐后	餐前	餐中	餐后		
							20mg		

注:请在每一个用药时间记录用药剂量;若该时间不需服药,保持空白即可。

___年___月~ ___年___月 　　　　　　　　　　　　　　　　　　每日用药计划表

药品名称	早晨			中午			晚	
	餐前	餐中	餐后	餐前	餐中	餐后	餐前	餐
例:阿托伐他汀钙片								

注:请在每一个用药时间记录用药剂量;若该时间不需服药,保持空白即可。

	睡前	备注
ng		

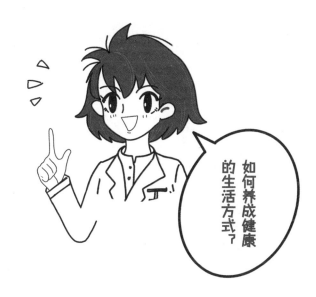

- 控制体重　肥胖是血脂代谢异常的重要危险因素。血脂代谢紊乱的超重或肥胖者的能量摄入应低于身体能量消耗,以控制体重增长,并争取逐渐减少体重至理想状态。减少每日食物总能量(每日减少300~500kcal),改善饮食结构,增加身体活动,可使超重和肥胖者体重减少10%以上。维持健康体重(BMI 为 18.5~23.9kg/m^2),有利于血脂控制。

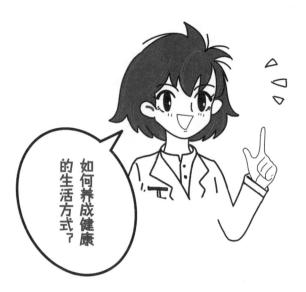

如何养成健康的生活方式？

药品名称	餐
例:阿托伐他汀钙片	

- 戒烟限酒　完全戒烟和有效避免吸入二手烟,有利于预防 ASCVD,并提高 HDL-C 水平。可以选择戒烟门诊、戒烟热线咨询以及药物来协助戒烟。

  戒烟的方法:①从现在开始,下决心,定计划,并写下来随身携带,随时提醒和告诫自己;②丢弃所有烟草、烟灰缸等能"条件反射"想吸烟的物品,避免参与往常习惯吸烟的活动;③坚决拒绝烟草诱惑,随时提醒自己只要再吸一支就足以令之前所有努力前功尽弃;④烟瘾来时,深呼吸或咀嚼无糖口香糖,用餐后吃水果或散步来代替饭后一支烟的习惯;⑤把要戒烟的想法告诉家人和朋友,取得他们的鼓励、支持和配合;⑥为自己安排一些体育活动,既能缓解压力和精神紧张,又有助于把注意力从吸烟上引开;⑦必要时可在医师指导下进行药物治疗或针灸治疗,戒烟咨询及戒烟热线为 400 808 5531。

  限酒的方法:①男性饮酒的酒精量不超过 25g,即葡萄酒 100~150ml(相当于 2~3 两),或啤酒 250~500ml(半斤 ~1 斤),或白酒 25~50ml(半两 ~1 两)[酒精摄入量(g)= 饮酒量(ml)× 酒精度数(%)×0.8];②女性减半,孕妇不得饮酒。

每日用药计划表

晨		中午			晚上			睡前	备注
中	餐后	餐前	餐中	餐后	餐前	餐中	餐后		
							20mg		

注:请在每一个用药时间记录用药剂量;若该时间不需服药,保持空白即可。

___年___月~___年___月 　　　　　　　　　　　　　　　　**每日用药计划表**

药品名称	早晨			中午			晚	
	餐前	餐中	餐后	餐前	餐中	餐后	餐前	餐
例:阿托伐他汀钙片								

注:请在每一个用药时间记录用药剂量;若该时间不需服药,保持空白即可。

后	睡前	备注
ng		

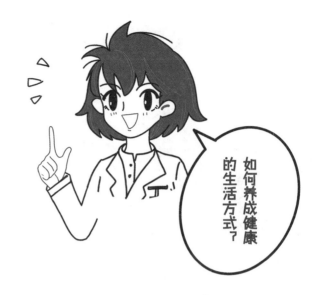

如何养成健康的生活方式？

- 适量运动　建议每周 5~7 天、每次不少于 30 分钟中等强度代谢运动。对于动脉粥样硬化患者应先进行运动负荷试验，充分评估其安全性后，再进行身体活动。

  有氧运动：快走、慢跑、骑自行车、秧歌舞、广播体操、有氧健身操、登山、登楼梯等。

  中等强度代谢运动：①主观感觉运动中心跳加快、微微出汗、自我感觉有点累。②客观表现运动中呼吸频率加快、微微喘，可以与人交谈，但是不能唱歌。③步行速度约为 120 步 /min。运动中的心率 =170− 年龄。④在休息后约 10 分钟内，锻炼所引起的呼吸频率增加应明显缓解，心率也恢复到接近正常。

- 心理平衡　预防和缓解心理压力是心血管病防治的重要方面，如培养个人健康的社会心理状态，纠正和治疗病态心理等。

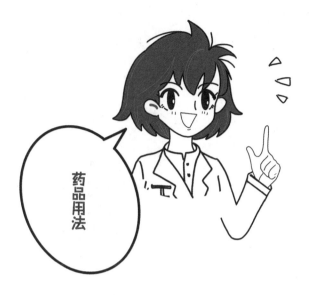

药品用法

药品名称	餐
例:阿托伐他汀钙片	

- 每日 1 次:在每日的同一时间用药 1 次。
- 每晚 1 次:通常在每晚睡前用药 1 次。
- 每日 2 次:每日早、晚各用药 1 次,相隔 12 小时。例如早上 8 点、晚上 8 点。
- 每日 3 次:每日早、中、晚各用药 1 次,相隔约 8 小时。例如早上 6 点、下午 2 点、晚上 10 点。
- 每日 4 次:每日早、中、晚及睡前各用药 1 次。
- 必要时:出现症状时用药。
- 顿服:一日的药量 1 次服下。
- 空腹服:餐前 1 小时或餐后 2 小时服药。
- 餐前服:通常指餐前 15~30 分钟服药。
- 餐后服:通常指餐后 15~30 分钟服药。
- 睡前服:通常指睡前 15~30 分钟。
- 舌下含服:将药片放在舌下溶解和吸收,不可咀嚼或吞服,在药片被吸收之前不可吞咽唾液。
- 足量水送服:通常指用 250ml 水送服。

每日用药计划表 ___年___月~___年___月

晨		中午			晚上			睡前	备注
中	餐后	餐前	餐中	餐后	餐前	餐中	餐后		
							20mg		

注:请在每一个用药时间记录用药剂量;若该时间不需服药,保持空白即可。

___年___月~___年___月　　　　　　　　　　　**每日用药计划表**

药品名称	早晨			中午			晚	
	餐前	餐中	餐后	餐前	餐中	餐后	餐前	餐
例:阿托伐他汀钙片								

注:请在每一个用药时间记录用药剂量;若该时间不需服药,保持空白即可。

	睡前	备注
后		
ng		

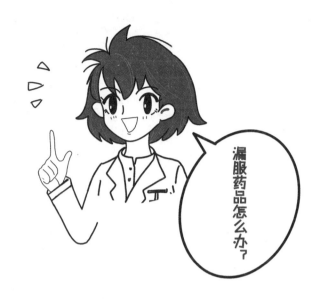

　　由于各种原因发生了漏服药品的情况,切忌随意补服,需视情况而定:

- 若在两次用药时间间隔的一半以内发现漏服药品,则应按照原剂量补服,并且按照原时间间隔和原剂量服用下一剂药品。
- 若在两次用药时间间隔的一半以上发现漏服药品,则不必补服,按照原时间间隔和原剂量服用下一剂药品,并且不可因为漏服而加倍用药。

　　例如:患者本应在早晨 8 点和晚上 8 点各服 1 片药,但早晨 8 点漏服了药品,如果下午 2 点前记起,则可以补服 1 片药,并于晚上 8 点按照原剂量服用 1 片药;如果下午 2 点后记起,则不需补服,于晚上 8 点按照原剂量服用 1 片药即可。

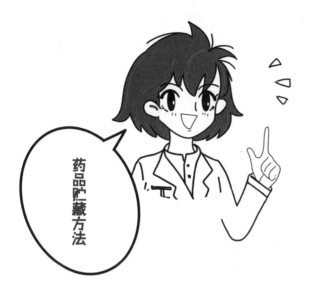

药品名称	餐
例:阿托伐他汀钙片	

- 常温:温度为 10~30℃的环境。
- 冷处:温度为 2~10℃的环境,适宜位置是冰箱冷藏室。
- 阴凉处:温度不超过 20℃的环境。
- 凉暗处:避光并且温度不超过 20℃的环境。
- 遮光:用不透光的容器包装,例如棕色容器或黑纸包裹的无色透明、半透明容器。
- 密闭:将容器密闭,以防尘土或异物进入。

注意事项
- 依据药品说明书,选择上述正确的药品贮藏方法,注意防潮与避光。
- 所有药品均应单独保存在原始包装中,切忌将药瓶上的标签撕掉或将药盒扔掉,因为上面通常会标有药品名称、规格、服用方法、贮藏条件、有效期等重要信息。
- 内服药与外用药分开存放。
- 所有药品均应放在儿童不能接触的地方,避免儿童误服。
- 养成定期检查药品有效期的习惯,过期药品不得使用。

每日用药计划表

晨		中午			晚上			睡前	备注
中	餐后	餐前	餐中	餐后	餐前	餐中	餐后		
							20mg		

注:请在每一个用药时间记录用药剂量;若该时间不需服药,保持空白即可。

___年___月~ ___年___月　　　　　　　　　　　　　**每日用药计划表**

药品名称	早晨			中午			晚	
	餐前	餐中	餐后	餐前	餐中	餐后	餐前	餐
例:阿托伐他汀钙片								

注:请在每一个用药时间记录用药剂量;若该时间不需服药,保持空白即可。

	睡前	备注
后		
ng		

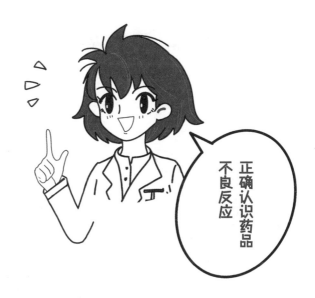

正确认识药品
不良反应

- 药品不良反应,是指合格药品在正常用法用量下出现的与用药目的无关的有害反应,既不是药品质量问题,也不是医疗事故。
- 如果在用药期间出现任何不适或检查指标异常,请及时咨询医师或药师。
- 若为预防或避免不良反应,在未咨询医师的情况下,擅自减少药品用量是不适宜的。

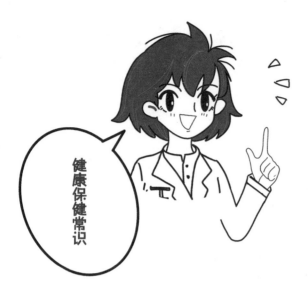

健康保健常识

药品名称	餐
例:阿托伐他汀钙片	

　　健康食品通常应具备 3 项功能:①营养功能,可以用来提供人体所需的营养素。②保健功能,能够增强机体免疫力,预防疾病的发生,调节体内各脏器间的生理作用。③感官功能,既好看又好吃。
食物是大自然对人类最好的馈赠,健康食品推荐:

- 大豆　大豆含多种保健物质,如丰富的蛋白质、高质量的脂肪、助人延年益寿的亚油酸和维生素 E、可预防动脉粥样硬化的皂苷、防止血脂(胆固醇和甘油三酯)升高的植物固醇、提高机体免疫力且防癌抗癌作用的微量元素硒等。常见的大豆食品有豆腐、豆浆、豆腐脑等,对糖尿病、高血压、肥胖病、冠心病、便秘和动脉粥样硬化患者有益。

- 木耳　木耳有黑、白木耳之分,所含成分基本相同,如蛋白质、脂肪、糖、酸性异多糖、多种氨基酸、胶质物、纤维素、B 族维生素及钙、磷、钾、铁等多种微量元素。其中,酸性异多糖能够提高人体免疫功能,有扶正固本作用,对老年慢性气管炎和肺心病有一定好处。

每日用药计划表

晨		中午			晚上			睡前	备注
中	餐后	餐前	餐中	餐后	餐前	餐中	餐后		
							20mg		

注:请在每一个用药时间记录用药剂量;若该时间不需服药,保持空白即可。

___年___月~___年___月　　　　　　　　　　　**每日用药计划表**

药品名称	早晨			中午			晚	
	餐前	餐中	餐后	餐前	餐中	餐后	餐前	餐
例:阿托伐他汀钙片								

注:请在每一个用药时间记录用药剂量;若该时间不需服药,保持空白即可。

后	睡前	备注
ng		

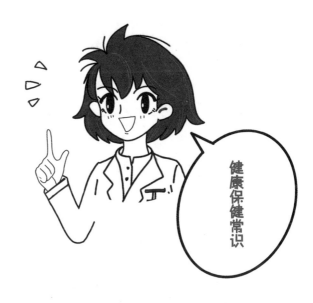

健康保健常识

健康食品推荐：

● 花生　花生含优质蛋白质30%，并含脂肪、卵磷脂、不饱和脂肪酸、多种维生素，以及20多种微量元素和8种必需氨基酸，被誉为"植物肉"。花生油可降胆固醇、预防动脉硬化；醋泡花生可降血压；花生仁的红皮外衣有益于促进骨髓制造血小板，加强毛细血管收缩力；由于含糖量少，糖尿病患者控制主食量产生饥饿感时，也可吃适量花生米解饥饱腹。

● 蜂蜜　蜂蜜主要成分是葡萄糖、果糖和蔗糖，同时含有蛋白质、淀粉、脂肪、苹果酸、酶、芳香物质和多种维生素及矿物质，如健脑的磷、强骨的钙、补血的铁、能排出有害酸性物质的镁，还有硅、锰、铁、铜、钾等60多种对人体有益的微量元素，营养丰富而全面。蜂蜜可辅助治疗冠心病、高血压、肝炎、肝硬化、肺结核、肾病、消化性溃疡、失眠、神经衰弱、便秘、气管炎和胆系疾病等。

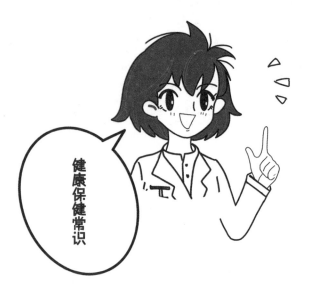

健康保健常识

药品名称	餐
例:阿托伐他汀钙片	

健康食品推荐:

● 香菇 香菇含多糖类、维生素、钙、磷、铁和 18 种氨基酸等,营养十分丰富;还含有一种核酸类物质,可抑制血清和肝脏中胆固醇的蓄积、降低血压,故能防止动脉粥样硬化和血管变脆。实验证实,香菇还有益于提高人体抑制癌细胞生长的能力。

● 芝麻 芝麻含丰富的不饱和脂肪酸、卵磷脂、蛋白质等。中医认为,芝麻味甘性平,入肺、脾、肝、肾经,有补脑、润肠、补肝脾、乌发须之功效。多用于辅助治疗动脉硬化、神经衰弱、高血压、老年气喘、肺结核、少白头、头晕、耳鸣等。

● 大枣 大枣含枣酸、黏液素、蛋白质、脂肪、糖和多种维生素。维生素含量居百果之首,所以享有“活维生素丸”的美誉。大枣有补脾和胃生津之效,故可补血,治血虚诸证;还有益于抗衰老、降血压、治失眠、调血脂、提高免疫力和抑制癌细胞增殖等。

● 核桃 核桃含大量不饱和脂肪酸、蛋白质、糖、维生素和多种无机盐。核桃仁能补脑,是辅助治疗神经衰弱的保健品。患有失眠、健忘、腰酸腿软、头晕、全身无力的老人,常食有益于改善症状。

每日用药计划表

晨		中午			晚上			睡前	备注
中	餐后	餐前	餐中	餐后	餐前	餐中	餐后		
							20mg		

注:请在每一个用药时间记录用药剂量;若该时间不需服药,保持空白即可。

每日用药计划表

药品名称	早晨			中午			晚	
	餐前	餐中	餐后	餐前	餐中	餐后	餐前	餐
例:阿托伐他汀钙片								

注:请在每一个用药时间记录用药剂量;若该时间不需服药,保持空白即可。

	睡前	备注	·
ng			

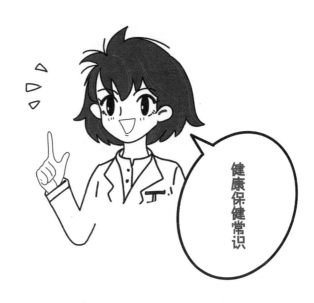

健康保健常识

健康食品推荐：

- 红薯　红薯含大量的多糖蛋白，能预防血管壁血脂沉积导致的动脉粥样硬化过早形成，预防肝和肾脏中的结缔组织萎缩，还能保持消化道、呼吸道及关节腔的润滑。美国科学家从红薯中提取出"去氢表雄酮"，证实它有益于预防结肠癌和乳腺癌。红薯还含有大量对人体有益的维生素 A、B、C、E 及亚油酸、纤维素。红薯的五大功效为和血补中；宽肠通气，促进排便；益气生津，增强免疫；含抗癌物质，防癌抗癌；抗衰老，防动脉硬化。
- 牛奶　牛奶含有蛋白质、脂肪、乳糖、酶、维生素，以及钙、磷、碘、钠、钾、氯等矿物质。常食酸奶，有益于得到丰富的营养、降低胆固醇、刺激胃酸分泌，增强胃肠消化功能等。
- 西红柿　西红柿是蔬菜中的佼佼者，生吃可与水果相媲美，富有多种维生素。西红柿含有的维生素 P，就是药物中的"芦丁"，有益于降低毛细血管通透性、防止毛细血管破裂的作用；维生素 P 还参与代谢过程，有益于增强维生素 C 的生理作用和体内储存。

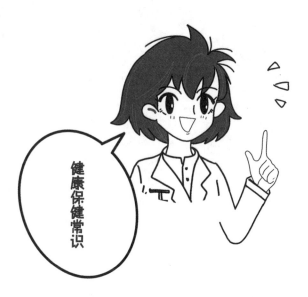

健康保健常识

药品名称	餐
例:阿托伐他汀钙片	

● 胡萝卜　胡萝卜富含维生素 A, 有极丰富的胡萝卜素。研究表明, 胡萝卜有益于提供抗心脏病、中风、高血压及动脉硬化所需的各种营养成分, 即便在高温下也很少被破坏, 容易被人体吸收, 然后转变成维生素 A, 因而有益于治疗维生素 A 缺乏所致的夜盲症。胡萝卜素只有溶解在油脂中才能被人体吸收, 若把胡萝卜切成片或丝同油炒, 胡萝卜素可保存 79% 以上, 切片和肉一起炖可保存 95%。

每日用药计划表

晨		中午			晚上			睡前	备注
中	餐后	餐前	餐中	餐后	餐前	餐中	餐后		
							20mg		

注:请在每一个用药时间记录用药剂量;若该时间不需服药,保持空白即可。

就诊日期和用药调整日期记录表

就诊日期	取消药品	更换或新增药品
年　月　日	1	1
	2	2
	3	3
年　月　日	1	1
	2	2
	3	3
年　月　日	1	1
	2	2
	3	3
年　月　日	1	1
	2	2
	3	3
年　月　日	1	1
	2	2
	3	3
年　月　日	1	1
	2	2
	3	3

调整科室	调整医生	用药调整日期	备注
		年　月　日	
		年　月　日	
		年　月　日	
		年　月　日	
		年　月　日	
		年　月　日	

就诊日期和用药调整日期记录表

就诊日期	取消药品		更换或新增药品	
年　月　日	1		1	
	2		2	
	3		3	
年　月　日	1		1	
	2		2	
	3		3	
年　月　日	1		1	
	2		2	
	3		3	
年　月　日	1		1	
	2		2	
	3		3	
年　月　日	1		1	
	2		2	
	3		3	
年　月　日	1		1	
	2		2	
	3		3	

调整科室	调整医生	用药调整日期	备注
		年　　月　　日	
		年　　月　　日	
		年　　月　　日	
		年　　月　　日	
		年　　月　　日	
		年　　月　　日	

医疗相关指标变化记录表

年　　月		
检测指标	您的检测指标	
总胆固醇 TC		
低密度脂蛋白 LDL-C		
高密度脂蛋白 HDL-C		
甘油三酯 TG		
肌酸激酶 CK		
谷丙转氨酶 GPT		
血压		
体重 /kg		

本月您是否出现肌肉疼痛,如果有,请描述:

医师希望您达到的目标指标

医疗相关指标变化记录表

年　　月		
检测指标	您的检测指标	
总胆固醇 TC		
低密度脂蛋白 LDL-C		
高密度脂蛋白 HDL-C		
甘油三酯 TG		
肌酸激酶 CK		
谷丙转氨酶 GPT		
血压		
体重 /kg		

本月您是否出现肌肉疼痛,如果有,请描述:

医师希望您达到的目标指标

医疗相关指标变化记录表

年 月		
检测指标	您的检测指标	
总胆固醇 TC		
低密度脂蛋白 LDL-C		
高密度脂蛋白 HDL-C		
甘油三酯 TG		
肌酸激酶 CK		
谷丙转氨酶 GPT		
血压		
体重 /kg		

本月您是否出现肌肉疼痛,如果有,请描述:

医师希望您达到的目标指标	

医疗相关指标变化记录表

年　　月		
检测指标	您的检测指标	
总胆固醇 TC		
低密度脂蛋白 LDL-C		
高密度脂蛋白 HDL-C		
甘油三酯 TG		
肌酸激酶 CK		
谷丙转氨酶 GPT		
血压		
体重 /kg		

本月您是否出现肌肉疼痛,如果有,请描述:

医师希望您达到的目标指标

医疗相关指标变化记录表

年　　月		
检测指标	您的检测指标	
总胆固醇 TC		
低密度脂蛋白 LDL-C		
高密度脂蛋白 HDL-C		
甘油三酯 TG		
肌酸激酶 CK		
谷丙转氨酶 GPT		
血压		
体重 /kg		

本月您是否出现肌肉疼痛,如果有,请描述:

医师希望您达到的目标指标

医疗相关指标变化记录表

年　　月		
检测指标	您的检测指标	
总胆固醇 TC		
低密度脂蛋白 LDL-C		
高密度脂蛋白 HDL-C		
甘油三酯 TG		
肌酸激酶 CK		
谷丙转氨酶 GPT		
血压		
体重 /kg		

本月您是否出现肌肉疼痛,如果有,请描述:

医师希望您达到的目标指标

医疗相关指标变化记录表

年　　月		
检测指标	您的检测指标	
总胆固醇 TC		
低密度脂蛋白 LDL-C		
高密度脂蛋白 HDL-C		
甘油三酯 TG		
肌酸激酶 CK		
谷丙转氨酶 GPT		
血压		
体重 /kg		

本月您是否出现肌肉疼痛,如果有,请描述:

医师希望您达到的目标指标

医疗相关指标变化记录表

年　　月		
检测指标	您的检测指标	
总胆固醇 TC		
低密度脂蛋白 LDL-C		
高密度脂蛋白 HDL-C		
甘油三酯 TG		
肌酸激酶 CK		
谷丙转氨酶 GPT		
血压		
体重 /kg		

本月您是否出现肌肉疼痛,如果有,请描述:

医师希望您达到的目标指标

医疗相关指标变化记录表

年　　月		
检测指标	您的检测指标	
总胆固醇 TC		
低密度脂蛋白 LDL-C		
高密度脂蛋白 HDL-C		
甘油三酯 TG		
肌酸激酶 CK		
谷丙转氨酶 GPT		
血压		
体重 /kg		

本月您是否出现肌肉疼痛,如果有,请描述:

医师希望您达到的目标指标

医疗相关指标变化记录表

年　　月		
检测指标	您的检测指标	
总胆固醇 TC		
低密度脂蛋白 LDL-C		
高密度脂蛋白 HDL-C		
甘油三酯 TG		
肌酸激酶 CK		
谷丙转氨酶 GPT		
血压		
体重 /kg		

本月您是否出现肌肉疼痛,如果有,请描述:

医师希望您达到的目标指标

医疗相关指标变化记录表

年　　月		
检测指标	您的检测指标	
总胆固醇 TC		
低密度脂蛋白 LDL-C		
高密度脂蛋白 HDL-C		
甘油三酯 TG		
肌酸激酶 CK		
谷丙转氨酶 GPT		
血压		
体重 /kg		

本月您是否出现肌肉疼痛，如果有，请描述：

医师希望您达到的目标指标

医疗相关指标变化记录表

年　　月		
检测指标	您的检测指标	
总胆固醇 TC		
低密度脂蛋白 LDL-C		
高密度脂蛋白 HDL-C		
甘油三酯 TG		
肌酸激酶 CK		
谷丙转氨酶 GPT		
血压		
体重 /kg		

本月您是否出现肌肉疼痛,如果有,请描述:

医师希望您达到的目标指标

贴处方处

贴处方处

贴处方处

贴处方处

贴处方处

贴处方处

贴处方处

贴处方处

贴处方处

贴处方处